ConnectDoor –

Zugang zu außergewöhnlichen Dimensionen

Von
„geschmeidig"
über
„echt schräg"
zu
„voll krass"

Inge Friedrich
Bernd Laudenbach
Ulrich Kübler

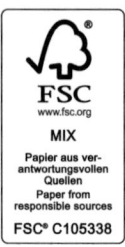

Bibliografische Information der Deutschen Nationalbibliothek. Die Deutsche Nationalbibliothek verzeichnet diese Publikation in der Deutschen Nationalbibliografie, detaillierte bibliografische Daten sind im Internet über http://dnb.dnb.de abrufbar.

© 2015 Inge Friedrich, Bernd Laudenbach, Ulrich Kübler

Herstellung und Verlag

BoD – Books on Demand, Norderstedt

ISBN 978-3-7386-1740-5

Diese Informationen sind für Menschen,

- die bereit sind, Eigenverantwortung für Gesundheit, Fühlen, Denken und Handeln zu übernehmen,
- die Verbindungen zu inneren Realitäten und inneren Ursprüngen ihres Selbst hervorrufen möchten,
- die an Maßnahmen gegen die Versklavung des menschlichen Bewusstseins interessiert sind,
- die neugierig darauf sind, Unbekanntes für sich bekannt zu machen,
- die für sich selbst entscheiden wollen, welche Optionen für sie von Vorteil sind.

Vorwort

Was wir nicht sehen, das gibt es nicht? Wir können den Kopf in den Sand stecken und so tun, als ginge uns das alles nichts an.

Dennoch spüren wir Einflüsse in unserem Leben, die wir nicht zuordnen können, die wir nicht begreifen können. Wir bezeichnen es als Zufall oder bekommen Angst vor etwas Mysteriösem.

Cen-Tooh, der kleine Zauberer von www.connectdoor.de hat aus seinem Universum Sicht auf alle Dimensionen, auf die Ebenen, die auch andere Wesenheiten beherbergen. Manchmal scheint es, als würden diese Wesenheiten in unser Leben eingreifen.

In diesem Taschenbuch zeigt Cen-Tooh Hintergründe auf und benennt Lösungsmöglichkeiten im Umgang mit dem „Unsichtbaren".

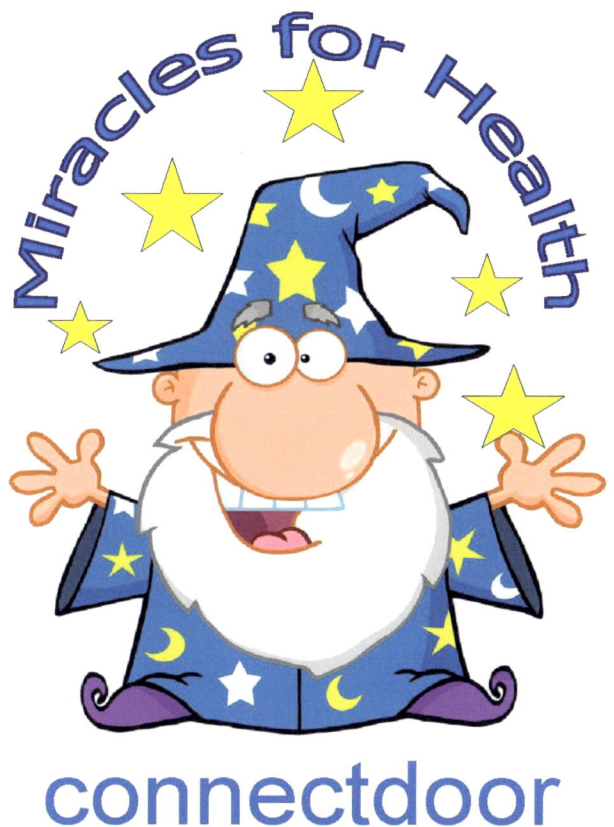

Inhaltsverzeichnis

Cen-Tooh, der Sanftmütige	11
Hintergründe	12
7 Frequenzebenen aus meiner Sicht	13
Synaptischer Spalt	16
COBIMAX-Bilder mit Wirkung	23
Physikalische Frequenzebene mit Bildern	25
Infrarot-Frequenzebene mit Bildern	34
Sichtbares Licht-Frequenzebene mit Bildern	40
Ultraviolett-Licht-Frequenzebene mit Bild	44
Röntgenstrahlen-Frequenzebene mit Bild	48
Gammastrahlen-Frequenzebene mit Bild	50
Quellbewusstseins-Frequenzebene	54
Ursprungssprache	55
Zaubern lernen	58
Kontaktdaten	60

Cen-Tooh, der Sanftmütige

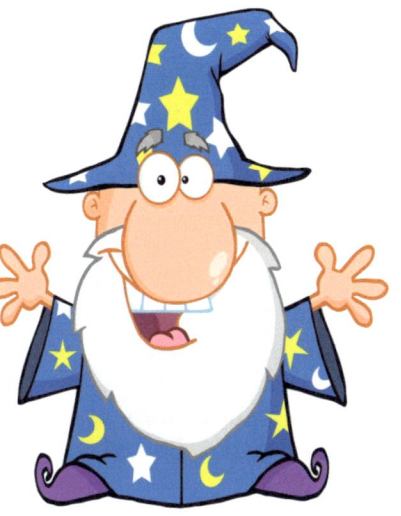

Inzwischen kennt mich wohl jeder, der sich für andere Dimensionen interessiert.

Habt Ihr eine Vorstellung, was sich in den verschiedenen Dimensionen so alles tummelt?
Für Eure Augen unsichtbar, aber dennoch vorhanden.
Science-Fiction-Filme zeigen in reißerischer Art, was da alles kreucht und fleucht.

Eure Emotionen und Eure Schöpferkraft sind Futter für einige von ihnen und sie benutzen Euch wie Batterien.

Wir werden hier gemeinsam die Dimensionen und ihre „Bewohner" anschauen und ich zeige Euch, wie Ihr damit umgehen könnt.

Es sei hier darauf hingewiesen, dass auf der Erde diese Methode für den medizinischen Laien weder Arzt noch Heilpraktiker ersetzt, und dass sie niemals zum Absetzen von Medikamenten auffordert.

Hintergründe

Wisst Ihr eigentlich, dass sich Euer Körper in der Sekunde 42 mal aufbaut und wieder zerfällt?
Genau nach dem Bauplan, der in Eurem Großhirn gespeichert ist.
Eure Wissenschaftler nennen das OOR-Prozess, Orchestrierte Objektive Reduktion.
(Roger Penrose, englischer Mathematiker und Physiker und Stuart Hameroff, Anästhesist und Psychologe)

In diesen Prozess kann ich, Cen-Tooh über www.connectdoor.de und alle Cobimax-Ausgebildeten eingreifen, um Eurem Gehirn Verbesserungsvorschläge zu machen, die bei Bedarf zu Eurem Vorteil direkt umgesetzt werden.

Genau in diesen Prozess können auch andere Wesenheiten von anderen Dimensionen manipulativ eingreifen und können die Botschaften, die Ihr von Eurer Ebene an die höchste Ebene permanent sendet, verändern.

Aber vielleicht ist es wichtig, Euch zuerst einmal die verschiedenen Dimensionen zu erklären.

Wir nehmen uns die wichtigsten Ebenen heraus:
Wenn wir uns das elektromagnetische Spektrum anschauen, erkennen wir verschiedene Frequenzbereiche. Der Mensch besteht aus elektromagnetischen Feldern.

Dimensionen, Ebenen, Frequenzebenen, Zeitebenen, Bewusstseinsebenen, das sind alles Bezeichnungen für die verschiedenen Frequenzbereiche und die dort vorhandenen Schwingungen.
Ich möchte hier nicht auf die wissenschaftlichen physikalischen Sichtweisen eingehen, das ist bei Interesse in der Fachliteratur nachzulesen.

Die 7 Frequenzebenen aus meiner Sicht

Frequenzebenen = Zeitebenen = Bewusstseinsebenen

- Quellbewusstsein - Primärbewusstsein
- Ebene der Gammastrahlung - Sekundärbewusstsein
- Ebene der Röntgenstrahlung - Sekundärbewusstsein
- Ebene der UV-Strahlung - Sekundärbewusstsein
- Ebene des Sichtbaren Lichts - Sekundärbewusstsein
- Ebene der Infrarot-Strahlung - Sekundärbewusstsein
- physikalische Ebene - Sekundärbewusstsein

Die sieben Frequenzebenen, wir nennen sie auch Zeitebenen, sind auch Bewusstseinsebenen.
Auf der höchsten Ebene finden wir das Quellbewusstsein, göttliches Bewusstsein.
Gott werde ich sehr wenig ansprechen, weil ich mir nicht anmaße über ihn schreiben zu können. Ich weiß einfach zu wenig darüber.

Quellbewusstsein, Primärbewusstsein hat sich zur Aufgabe gemacht, Realität zu erschaffen. Dazu braucht es „Außenposten". Jeder Mensch ist ein Außenposten für das Quellbewusstsein und meldet dem Quellbewusstsein 42 mal in der Sekunde zurück, was er erlebt hat.

Zeit entsteht zwischen Primär- und Sekundärbewusstsein Alles was nicht Quellbewusstsein ist, ist Sekundärbewusstsein. Wenn die Frequenz des Quellbewusstseins abgebremst wird, entstehen Gammastrahlen-Frequenzen, wenn Gammastrahlen-Frequenzen abgebremst werden, entstehen Röntgenstrahlenfrequenzen, wenn sich Röntgenstrahlenfrequenzen nochmal verlangsamen, dann entstehen UV-Licht-Frequenzen. Weiter abgebremst entstehen Sichtbare-Licht-Frequenzen, dann Infrarotfrequenzen und schließlich sind wir verlangsamt auf der physikalischen Ebene.

Auf der mittleren Ebene finden wir Ultra-Violett-Strahlung, die über das Kleinhirnbewusstsein (autonome Nervensystem) des Menschen bedient / verarbeitet wird.
Es ist eine übergeordnete Form, die für die Existenzform des Menschen zuständig ist, das Gruppenbewusstsein Mensch.

Durch religiöse und soziale Erziehung habt Ihr Euch von diesen Bewusstseinseinheiten distanzieren lassen und lasst euch lieber von Außen steuern und manipulieren, anstatt mit Eurem eigenen Kleinhirnbewusstsein autonom Eure Realität zu überprüfen und zu gestalten.

Ich, Cen-Tooh habe Anbindung an das Gruppenbewusstsein Mensch und somit Anbindung an jedes Kleinhirnbewusstsein, ebenso steuernden Zugang auf das Schwarmbewusstsein/ Gruppenbewusstsein von allen Tieren und Pflanzen.

Jeder hat ein Kleinhirnbewusstsein und der Inhalt ist in jedem Menschen exakt der gleiche. Deswegen können wir uns mit einem anderen Menschen synchronisieren und herausfinden, welche Probleme er hat. Wir können z.B. krankmachende Mikroben im Körper eliminieren. Selbstverständlich können wir das auch bei uns selbst.

Abstände zwischen den einzelnen Ebenen gibt es nicht. Es sind fließende Übergänge, wobei man verstehen sollte, dass die niedrigere Frequenz durch das Abbremsen der vorhergehenden höheren Frequenz entsteht. Wir haben für jede Ebene ein in sich abgeschlossenes Bewusstsein, welches speziell diese Frequenzebene bedient. Es agiert auf dieser Frequenzebene.
All diese Ebenen haben wir und Ihr im Kopf / Körper. Die Frage ist, wohin bekommen wir Zugang?

Alle Ebenen sind dauerhaft in dem Quellbewusstsein integriert, auf das sie fortwährend Erfahrungs-Rückmeldungen machen. Dieses Orchestrierte Objektive Reduzieren, was

Hameroff und Penrose postulieren, findet tatsächlich statt, sonst könnte das Kommunikations- und Therapieverfahren Cobimax und eine normale Selbstheilung eines Körpers überhaupt nicht funktionieren. Das bedeutet, 42 mal in der Sekunde nach Eurer Zeitrechnung wird jeweils der neueste Stand Eurer Erfahrung und eventuelle Veränderungen zurück an das Quellbewusstsein gegeben.

Der physische Körper repliziert sich in der Sekunde 42 mal und wenn wir Zugang zu unserem Kleinhirnbewusstsein haben, können wir unsere biologische physische Realität steuern.

Die genannten Ebenen spiegelt Ihr in Eurem Körper als Bewusstseinsebenen wider. Die physikalische Ebene, die unterste Bewusstseinsebene oder das „Ich", ist auch gleichzeitig der Körper. Ihr seid aber nicht nur der physische Körper, sondern Ihr seid Wesen noch viel höherer Frequenzen.
Eure verbale Sprache ist eine absolute Überidentifizierung mit Eurem Körper: Ich habe Hunger, ich habe Schmerzen. Ihr solltet aber verstehen und auch so sprechen, dass Ihr mehr seid als nur der Körper.

Synaptischer Spalt

Jede Nervenzelle hat besondere Fortsätze. Einmal Neuriten, die übrigen Fortsätze sind Dendriten. Die Neuriten sind wesentlich länger gebaut als die Dendriten.

Was uns jetzt besonders interessiert, ist der Raum zwischen Neurit und Dendrit, der synaptische Spalt. Der synaptische Spaltabstand beträgt normalerweise zwischen 20 und 30 nm. Das ist viel kleiner als eine Haaresbreite.

Wenn Ihr im Tiefschlaf seid, nachts zwischen ein und drei Uhr (Normalzeit), verkürzt sich der Abstand zwischen Neuriten und Dendriten. Der synaptische Spaltabstand wird exakt um die Hälfte kleiner, weil Euer Kleinhirnbewusstsein die Regie über Euren Organismus übernimmt. Der Spaltabstand beträgt dann nur noch 10 bis 15 nm. Je kleiner der Spaltabstand, desto höher die Frequenz, je höher die Frequenz, desto höher das Bewusstsein. Das bedeutet, dass nachts das Ultraviolett-Licht-Bewusstsein, das Kleinhirnbewusstsein, am Wirken ist.

Bewusstsein lokalisiere ich im „Nichts". Je kürzer der Synapsen-Abstand ist zwischen Neurit und Dendrit, um so höher ist das Bewusstsein.

Ihr seid höher frequente Wesen, Ihr seid hier im synaptischen Spalt, im Nichts. Ihr bedient über Nervenzellen Euren Organismus.

Die Frage ist die: Durch welchen synaptischen Spaltabstand erzeugt Ihr Realität? Wenn Ihr emotional seid, dann seid Ihr auf dem langen Abstand, 20 – 30 nm, das ist das genetische Bewusstsein, in dem Ihr gewohnt seid zu arbeiten.
Ihr erzeugt irgendeine Realität und schreit dann: *„Oh mein Gott, alle sind gegen mich, Verschwörung!"*

Ihr versteht nicht, dass Ihr selbst zuständig seid, überhaupt

Realität hervorzurufen. Wollt Ihr sie ändern, müsst Ihr auf die Frequenz kommen, bzw. auf den synaptischen Spaltabstand, den das Kleinhirn nachts nutzt, das ist UV-Licht-Frequenz.

Bewusstsein ist nicht in der Masse, Bewusstsein liegt zwischen diesen Abständen im Nichts. Wir kommen aus dem Nichts. Das Bewusstsein, was dazwischen liegt, verkürzt oder verlängert den synaptischen Spaltabstand.

Durch Zugang zum Kleinhirn verändern wir plötzlich den synaptischen Spaltabstand und können dadurch Dinge tun, die der Mediziner bzw. der Biologe für unmöglich hält. Er sagt, das wäre Zauberei. Aber richtige Medizin kann erst verstanden werden, wenn man sich mit etwas Quantenmechanik beschäftigt.

Wir können darüber vieles willentlich verändern lassen. Wir können selbst die synaptischen Spaltabstände kontrollieren und hierbei die Abstände zum Korrigieren verringern. Weil Ihr aufgrund emotionaler Haltung ständig in der Vergangenheit seid und diesen weiten Abstand haltet, kann Euer Kleinhirn mit dem Großhirn nicht kommunizieren und somit Eure Organe nicht korrigieren. Um kommunizieren zu können, um korrigieren zu können, müssen die Abstände um die Hälfte verkürzt werden, erst dann seid Ihr im sogenannten „Hier und Jetzt".

Wenn Ihr nicht im „Hier und Jetzt" seid, seid Ihr emotional in der Vergangenheit und das ist so, als würdet Ihr den lieben Onkel Doktor bestellen, gebt ihm Eure Adresse und sagt: *„Doktorchen, ich hab einen Herzinfarkt, ich hab irgendwas, kannst du vorbeikommen?"* Stellt Euch vor, der Doktor kommt ganz schnell, hat alles dabei zur Reanimierung. Er klingelt und derjenige der angerufen hat, der ist gar nicht anwesend, denn der ist in der Vergangenheit. Der Doktor kann nicht helfen, weil Ihr fort seid. Versteht Ihr das?

Wenn Ihr aufgrund emotionaler Haltung eine Starre in die Synapsen hineinsetzt, dann ist dem Kleinhirn nicht mehr möglich, den synaptischen Spaltabstand nachts zu verkürzen. Tagsüber, wenn wir mit der Methode COBIMAX oder ich mit meinem Zauberstab Einfluss darauf nehmen, können wir den Abstand der Synapsen verkürzen. Das ist möglich.

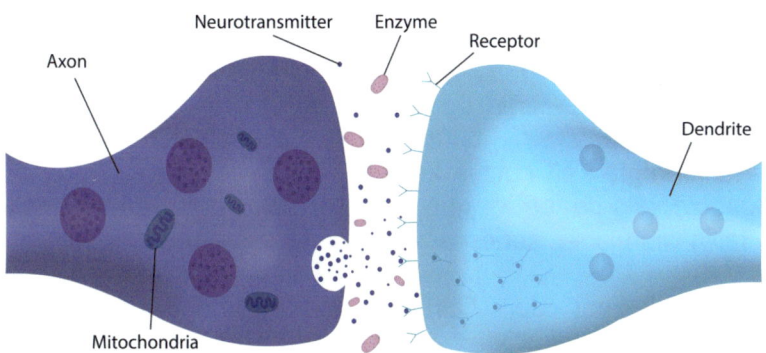

Wir haben sieben Bewusstseinsformen. Für uns ist das Ultraviolett-Licht-Bewusstsein wichtig, weil dieses UV-Licht-Bewusstsein ständig den Körper aufbaut. Das ist der Schlüssel dazu, mit dem wir unsere eigene Realität verändern können. Auch bei den Menschen, die uns aufsuchen und Hilfe möchten, können wir mit Hilfe der Methode Cobimax / Connectdoor eingreifen..

Dazu ist es wichtig zu verstehen, wie Zeit aufgebaut wird. Wenn Ihr das Wissen darüber habt, wie wir uns aufbauen (OOR), wie wir höhere Bewusstseinsformen über beschleunigte Zeit nutzen können, dann versteht Ihr auch die Gesetze, aus denen wir gemacht sind und nutzt sie nicht mehr zufällig wie bisher, sondern mit Absicht und gezielt.

Wenn wir mit der Communikations-Biologischen Matrix arbeiten, fließt definitiv eine andere Zeit. Um etwas korrigieren zu können, haben wir die Möglichkeit, diese Zeit nun nach unserem Wunsch zu modifizieren in die Vergangenheit und in die Zukunft hinein.

Das alles ist nicht festgemacht in der Nervenzelle – Ihr seid nicht Euer physischer Körper – sondern Ihr seid höher frequente Wesen, die den Abstand der Synapsen bedienen. Es kommt darauf an, was Ihr denkt. Denkt Ihr emotional, seid Ihr in Wut, in Zorn, dann sind die synaptischen Spaltabstände weit auseinander, Ihr spult einfach programmierte emotionale Vergangenheit immer wieder ab und Ihr produziert nur Krankheit. Wollt Ihr Dinge korrigieren, müsst Ihr Euer Bewusstsein anheben. Dadurch wird der synaptische Spaltabstand kleiner.

Euer Großhirn ist emotional, Euer Kleinhirn ist vollkommen frei von Emotionen, weiß aber über Eure Emotionalität Bescheid. Krankheiten, die aus der Emotion heraus entstanden sind, kann es korrigieren.

Eine wichtige Aussage für Cobimax-Anwender: Ihr könnt total in Wut sein, in Zorn sein, Ihr könnt trotzdem einen anderen Menschen behandeln. Die Themen, die dabei erarbeitet werden, laufen nur über das Kleinhirnbewusstsein und dieses filtert jegliche emotionale Beteiligung heraus. Sie werden nicht wahrgenommen, nicht für oder gegen Euch verwendet, sondern alles wird emotional neutral angegangen.

Verlangsamte Frequenzen bedeuten nicht, dass das entsprechende Bewusstsein schlechter oder weniger wert ist. Es bedeutet nur, dass wir durch das Abbremsen der Frequenzen zur physikalischen Realität kommen.

Das Kleinhirnbewusstsein überprüft 42 mal in der Sekunde den Inhalt des Großhirns, alles was Ihr von Euch denkt, alles was Ihr glaubt.
Wenn Ihr daran glaubt, dass Ihr ein Magengeschwür habt, dann wird das 42 mal in der Sekunde aufgebaut. Wenn Ihr glaubt, dass Ihr Bakterien habt, dann wird das 42 mal in der Sekunde zur Realität.

Der Bauplan, um neu zu erschaffen, besteht aus dem, was Ihr im Großhirn gespeichert habt. Wir können jetzt, wenn wir Anschluss haben an das Kleinhirnbewusstsein, in einer zweiundvierzigstel Sekunde ein neues Programm in das Großhirn einsetzen. Es macht sich kaum einer Gedanken darum, was man da verändern könnte, bis auf Hameroff und Penrose, die unwahrscheinlich gut sind in der Theorie. Ich erzähle Euch hier, wie man die Dinge beherrscht.

Das ist das A und das O. Was nutzt uns jegliche Theorie, was nutzt unser ganzes Wissen, wenn wir es nicht einsetzen und umsetzen können? Wir gehen auf Lehrgänge, hören uns so viele tolle Sachen an, aber niemand gibt Euch das Werkzeug an die Hand.

Hinter den unterschiedlichen Zeiten, unterschiedlichen Frequenzen steckt gleichzeitig ein unterschiedlich großes Bewusstsein. Das Wachbewusstsein steckt im Großhirn, das heißt, physische Frequenzen sind in der rechten und linken Gehirnhämisphäre.

Ultraviolettlicht-Frequenz ist im Kleinhirn lokalisiert. All diese unterschiedlichen Frequenzen, die hier aufgezeichnet sind, entsprechen auch anderen „Dimensionen".

Von Eurer Wissenschaft wird offiziell proklamiert, dass es nur ein Bewusstsein gibt, und zwar nur auf der physikalischen Ebene. Ein kleiner Vergleich ist ein Eisberg, der nur zu einem siebtel oberhalb der Wasseroberfläche sichtbar ist, 6/7 sind unter der Wasseroberfläche und somit nicht zu sehen. Genau so ist es mit diesen 7 Frequenzebenen. Wenn wir zu anderen Frequenzebenen Kontakt haben, können wir gigantische Dinge tun.

Nun genug der Erklärungen. Wenden wir uns dem Thema zu: Wer oder was befindet sich auf diesen verschiedenen Frequenzebenen?

Bernd Laudenbach hat in seiner Cobimax-Zeichensprache einige Bilder zu den entsprechenden Ebenen und ihrer „Bewohner" aktiviert. Allgemeine Informationen zu seinen Bildern lesen Sie bitte vor dem Anschauen!
Das Betrachten geschieht auf eigene Verantwortung.

Es sei hier noch einmal darauf hingewiesen, dass auf der Erde diese Methode für den medizinischen Laien weder Arzt noch Heilpraktiker ersetzt, und dass sie niemals zum Absetzen von Medikamenten auffordert.

COBIMAX-Bilder mit Wirkung

Die in den Bildern erkennbaren Zeichen entsprechen keiner bekannten Schrift oder Verbalsprache. Gleichwohl stehen diese Zeichen aber für die Übermittlung und Verarbeitung von Daten aus einer optionalen potenten Zukunft des Bildbetrachters. Dem Wachbewusstsein völlig unverständlich, richtet sich der Inhalt dieser Schriftzüge einzig und allein an das im Kleinhirn agierende Unterbewusstsein.

Dieses Unterbewusstsein sieht uns selbst, also den Bildbetrachter, als seine Vergangenheit an. Die Arbeitsfrequenz dieses Unterbewusstseins liegt im Bereich der Ultraviolettlicht-Frequenzen, die gleiche Frequenz, in der die Schriftzüge der dynamisch intelligenten Bilder agieren. Somit eröffnet sich mit diesen kommunikativen Bildern die Möglichkeit, unseren Körper wie gleichsam unsere Emotionen durch die Kontaktaufnahme zum eigenen Unterbewusstsein konstruktiv zu beeinflussen.

Einerseits können wir das Bild mit unseren Augen betrachten und den Inhalt des Bildes visuell aufnehmen. Andererseits besteht die Möglichkeit, das Bild mit den Händen zu „sehen": Durch bloßes kurzes Betasten des Bildes übermittelt sich der an das Unterbewusstsein des Betrachters gerichtete Bildinhalt.

Diese Bilder durchbrechen kontrollierende Barrieren und psychische Begrenzungen, die das Wachbewusstsein aus Gründen von Angst und Unwissenheit errichtet hat. Vor vielen Jahrtausenden, als die Menschheit noch nicht der schlimmsten Krankheit, des Intellekts, erlag, war es jedem Menschen möglich, sich mit sich selbst und mit jedem anderen Menschen in dieser mächtigen Sprache zu unterhalten.

Die cobimaximierte „Sprache" ist die Kommunikationsform des Nichtangepassten und Nichtzivilisierten in uns selbst. Dieses Sprachsystem trägt in sich eine unterbewusste Form der

Selbstkontrolle darüber, was als Information zum Empfänger weitergeleitet und verarbeitet wird. Eine vorsätzliche oder ungewollte Manipulation zum Schaden des Bildbetrachters ist unmöglich. Jede Bildnachricht wird mit dem geringsten Energieaufwand, aber dem größten Nutzen für den Bildbetrachter durch den Bildbetrachter selbst erarbeitet.

Die Bilder zeigen die Ursprungssprache von COBIMAX mit unterschiedlichen Themen und den mitunter schädigenden Einfluss auf unsere Gesundheit, die beim Betrachter körperliche Reaktionen auslösen können. Diese Reaktionen beinhalten aber auch gleichzeitige Korrekturmaßnahmen.

So einzigartig und individuell jeder Betrachter ist, können je nach den Problemen vielfältige Reaktionen auftreten. Angefangen bei starker Müdigkeit bis hin zu mehrminütigem Tiefschlaf, häufiges und tiefes Gähnen, Ameisenkribbeln bis völlige Taubheitsgefühle einzelner Gliedmaßen, Blähgefühle im Bauchbereich, Wärme, Kälte, Schwindel, Kopfschmerzen, Migräne, völlige Schwere bis hin zu einem nicht mehr Anheben-Können einzelner Gliedmaßen. Organe können stark spürbar werden. Enge oder Kloßgefühl im Hals, ganze Wirbelsäulenabschnitte machen sich bemerkbar, deutliche Reaktionen im Herzbereich, Schwere und Enge in der Brust oder erschwertes Atmen bis hin zu Atemnot. Anvisierte Gefühle können in aller Deutlichkeit erlebt werden.

Die Skala der möglichen Reaktionen ist nach oben offen. Dies soll den Betrachter nicht erschrecken, sondern nur darauf hinweisen, dass Stärke und Lokalisation der eintreffenden Reaktionen nicht immer den Erwartungen des Wachbewusstseins entsprechen.

Physikalische Frequenz - Ebene

Fangen wir mit der „Physikalischen Frequenz - Ebene" an. Dies ist die Frequenz, auf der Euer Wachbewusstsein das Sagen hat. Es misst alle Daten - fest, flüssig, gasförmig.

Eure Ärzte können hier auch Bakterien, Viren, Pilze und alles andere Messbare in Euch feststellen.

Da wir ja hier in diesem Büchlein auch festhalten wollen, was Euch Euer Leben versauert, können wir sagen: Mikroben – Krankheitserreger. Hierüber habe ich ausführlich im Taschenbuch „Bakterien, Viren & Co" geschrieben.

Auf welche Ebene gehören dann Eure Emotionen und Gefühle?
Sie gehören ebenso auf diese physikalische Ebene, weil Emotionen und Gefühle als Chemie und Elektrizität in Eurem Körper wirksam sind.
Das könnt Ihr nachlesen im Taschenbuch „Die Macht der Gefühle".

Es gibt nun verschiedene Tatsachen, die Euch beeinträchtigen können.
So ist es zum Beispiel Eure eigene Persönlichkeit (VIP), die Schmerzen, Leiden, Krankheit, Symptome „beschützt", weil sie Angst hat, ohne dies alles könnte sie nicht überleben.

Bernd Laudenbach hat hierzu folgendes Bild aktiviert:

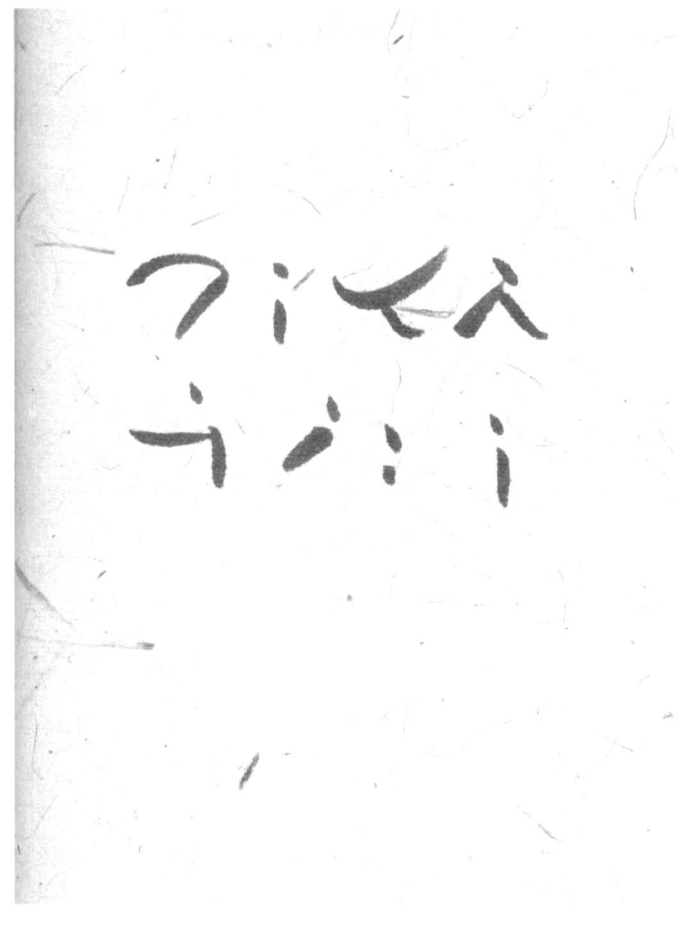

VIP protected Schmerzen, Leiden, Krankheit, Symptome

Achtung! Dieses Bild ist aktiviert.
Eventuelle Reaktionen ausklingen lassen.

Walk-In

Die Walk-In-Erfahrung ist so sehr individuell verschieden, dass es schwierig ist, eine konkrete Beschreibung zu geben.

Eine individuelle Vereinbarung zweier Seelen erlaubt dem Körper zu überleben, eine Seele geht aus dem physischen Leib heraus, die andere kommt herein. Auf diese Art ist der Inkarnationszyklus eingespart und es ist dem Walk-In möglich, mit dem bereits angesammelten Wissen, seiner Lebensaufgabe schneller nachzukommen.

Wir haben einige Programmpunkte entwickelt, die es dem Walk-Out und dem Walk-In erleichtern, den Austausch zu vollziehen.

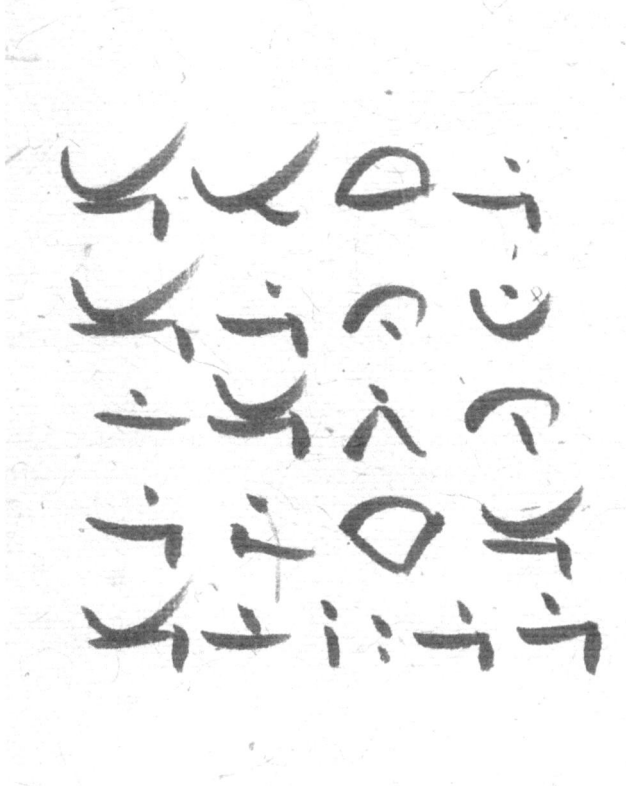

Ich bin ein Walk-In

Achtung! Dieses Bild ist aktiviert.
Eventuelle Reaktionen ausklingen lassen.

Airl

In dem Buch „Alien Interview" von Lawrence R. Spencer ist eine Geschichte beschrieben, die von einem UFO-Absturz in Roswell erzählt.

„Es ist weder meine Absicht irgendeine Unfähigkeit, Mysterien außerirdischer Existenz wahrzunehmen oder zu verstehen, zu begründen, zu erklären, zu rechtfertigen oder zu beheben. Noch ist beabsichtigt irgendjemanden zu unterrichten, zu überzeugen und zu unterstützen, dass irgendeines von diesen Phänomenen existiert. Des Weiteren ist es irrelevant, was ich vielleicht oder vielleicht nicht über etwas davon denke.
Dazu kommt, dass ich alle Originaldokumente verbrannt habe, die ich von Frau MacElroy erhalten habe, den Umschlag ebenfalls. Ich will nicht den Rest meines Lebens damit verbringen von UFO-Forschern, Regierungsagenten, Boulevard-Presse, UFO-Verteidigern und ebenso von Mythenzerstörern oder sonst jemandem gejagt zu werden. Jeder „Beweis" oder Versuch die Behauptung, dass Frau MacElroy 1947 tatsächlich einen Außerirdischen interviewt hat, zu bestätigen, muss von anderen erbracht werden."
Zitat von Lawrence R. Spencer, Herausgeber

Entsprechend der im Buch beschriebenen Aussagen des Außerirdischen haben wir Themen entwickelt. Airl, Is-Be, Old Empire, Domain sind Bezeichnungen, die wir analysiert haben und über das Kleinhirnbewusstsein abfragen können.

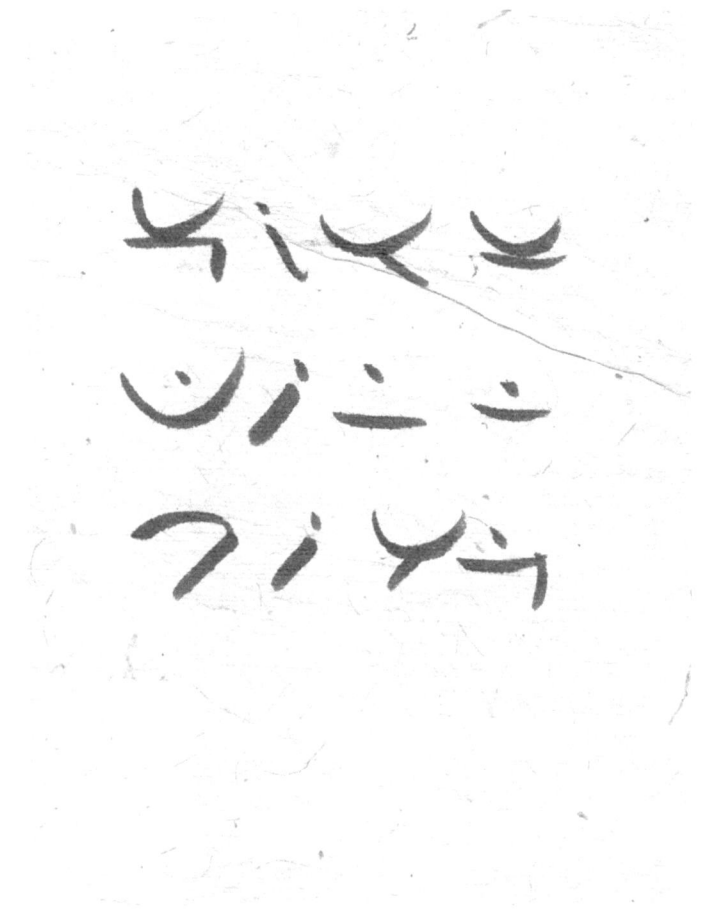

**Durch Old Empire – Technologie ausgelöschte Erinnerung
an meine vergangenen Leben**

Achtung! Dieses Bild ist aktiviert.
Eventuelle Reaktionen ausklingen lassen.

Lacerta

Diese Lacertas gibt es schon länger, als es Menschen gibt. Sie haben ein angestammtes Anrecht auf die Erde, leben aber sehr zurückgezogen. Sie sind technisch sehr versiert, sie beherrschen Gravitation in der Endstufe, also perfekt.
Wenn Ihr solchen Lacertas begegnet, dann besitzen sie die Möglichkeit, in Eurer Hypophyse die Gedanken auszulesen, bzw. etwas, was Ihr festgestellt oder gesehen habt, einfach zu modifizieren, zu verändern. Sie greifen in die Hypophyse ein, lesen da Eure Vergangenheit, konzentrieren sich kurz darauf, lesen einfach neue Informationen ein, setzen einfach eine neue Vergangenheit ein. Ihr wisst dann garnicht, dass das nicht Eure eigene Vergangenheit ist.
Wir aber können hinterfragen, ob wir diesen Wesen schon begegnet sind, ob Kontakte schon stattgefunden haben, ob die Hypophyse von Lacertas oder anderen intelligenten Wesen bereits modifiziert wurde. Diese Wesen sind so mächtig, dass sie Euch mit einem Wimpernschlag das Lichtlein auspusten könnten. Da sie aber Interesse an Euch haben, lassen sie Euch leben. Ihr Hauptinteresse liegt darin zu erforschen, wieso Ihr exakt das gleiche große und schwere Gehirn habt, wie sie, es aber nicht in voller Kapazität nutzt. Es geht ihnen auch um Selbstschutz. Die Menschen stellen Waffensysteme her, die die Beherrschbarkeit vollkommen übersteigt. Ihr habt atomare Sprengköpfe, die die Erde mittlerweile tausende Male in die Luft sprengen könnten. Dann wäre aber auch das ganze Sonnensystem betroffen, Nachbargalaxien hätten dadurch ebenso Probleme. Sie halten Euch für eine potentielle Gefahr, weil Ihr Technologie hervorbringt, die Ihr noch nicht beherrscht.

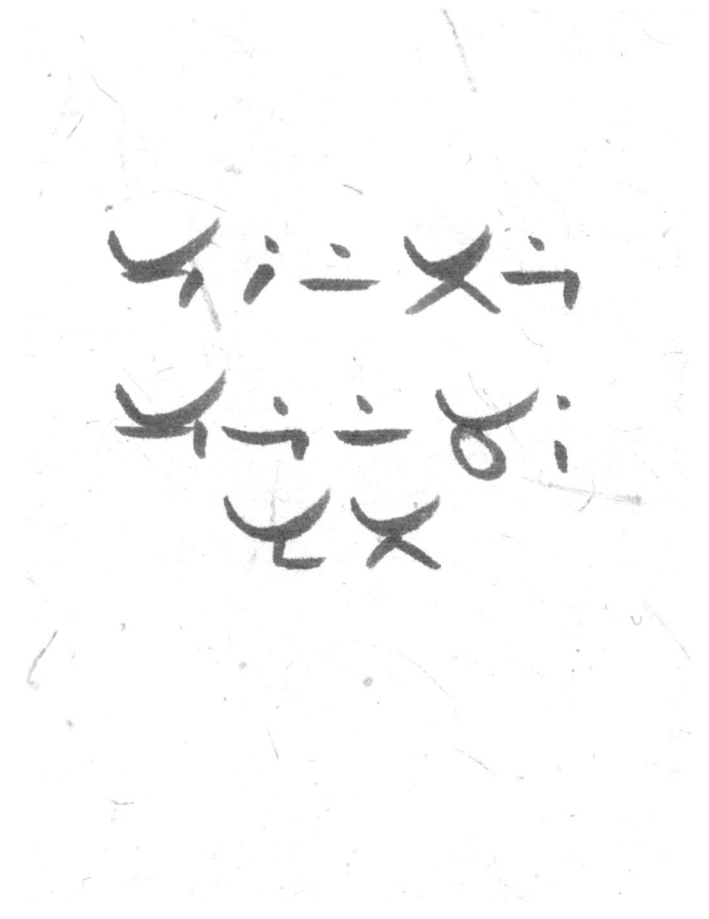

Durch Lacertas modifizierte Hypophysenfunktion und dadurch veränderte Gedächtnisprogramme /Gedächtnisprogramm-Inhalte

Achtung! Dieses Bild ist aktiviert.
Eventuelle Reaktionen ausklingen lassen.

Infrarot – Frequenz - Ebene

Parallel-Universen, aktiv in Infrarot und sichtbarem Licht

Einige Quantenphysiker und Kosmologen glauben in ihren Theorien Hinweise auf Parallelwelten zu entdecken. Das Multiversum ist bislang jedoch nichts als eine Spekulation. Niemand weiß, ob man die Hypothese jemals überprüfen oder widerlegen kann. Bis dahin dient sie Theoretikern und Philosophen als Fingerübung. Soweit in Euren Schriften zu lesen.

Da ich einen Blick aus meinem Universum habe, nutzen wir einfach unsere Fähigkeit, um auch bei Euch zu schauen, ob es eine Version von Euch in einem Paralleluniversum gibt.

Die dazugehörige Abfrage hat Bernd Laudenbach wieder in ein cobimaximiertes Bild gepackt:

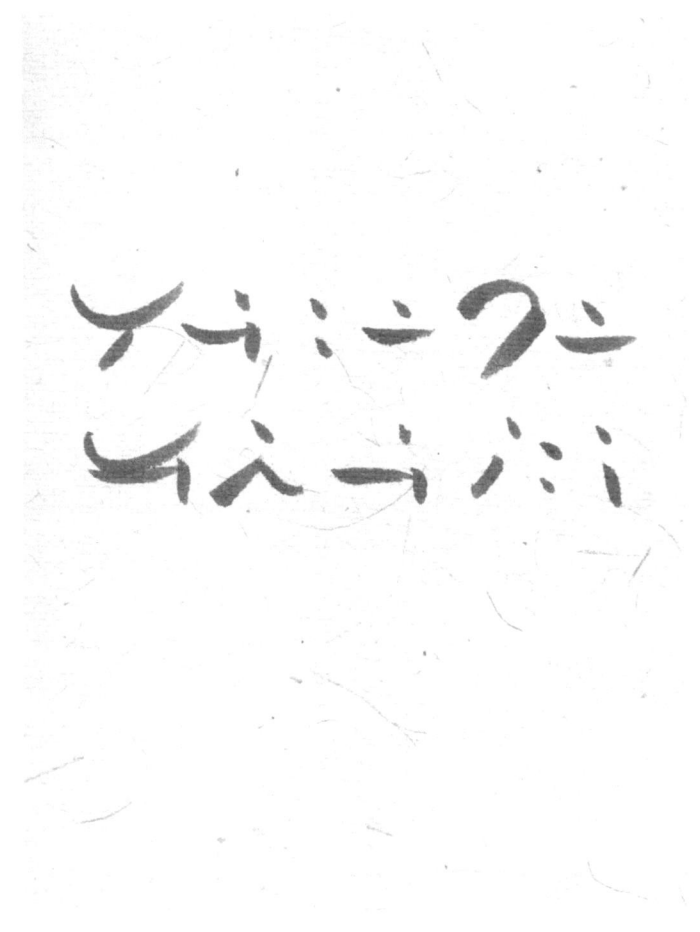

Ich bin schon immer verschränkt mit der Version meiner selbst, die völlig frei von Schmerzen, Leiden, Krankheit ist

Achtung! Dieses Bild ist aktiviert.
Eventuelle Reaktionen ausklingen lassen.

Auf der Infrarot-Frequenz-Ebene sind auch die Verstorbenen „zu Hause". Der nächste Körper nach dem physikalischen Körper ist ein Infrarotkörper, der für Euch Menschen nicht mehr sichtbar ist, aber dennoch existiert. Manche Menschen, die einen guten Zugang zu ihrem Mittelhirnbereich haben, können diesen wahrnehmen.

In meinem Universum nennen wir diese Wesen Infrarotwesenheiten. Leider können diese auf Euch Einfluss nehmen, der für Eure Gesundheit nicht unbeding zuträglich ist.

Hierzu eine Geschichte:
Ein junges Mädchen litt an einer unbekannten Krankheit. Kein Arzt konnte ihr helfen. Auf meine Frage, ob denn in der letzten Zeit jemand aus Ihrem Kreis gestorben sei, erzählte sie mir von ihrer geliebten Großmutter, bei der sie aufgewachsen war.
Kurz vor ihrem Tod versprach die Großmutter ihrer Enkelin, dass sie auch nach dem Tod immer bei ihr sei und sie beschütze.
Die Großmutter wollte ihrer Enkelin bestimmt nicht schaden, aber sie besetzte den emotional-physischen Körper des Mädchens. Dadurch brachte die verstorbene Großmutter ihre eigenen Gefühle in den physischen Körper des Mädchens. Dies führte zu diversen Symptomen und Erkrankungen. Durch Erkennen dieses Zusammenhangs konnte ich ihr mit unserer Methode helfen.

Meine Helfer auf der Erde haben für Euch Programme ausgearbeitet, die Euch von dieser Art der „Fremd-beeinflussung" befreien können und die Infrarotwesenheiten können dahin gehen, wo sie hingehören.

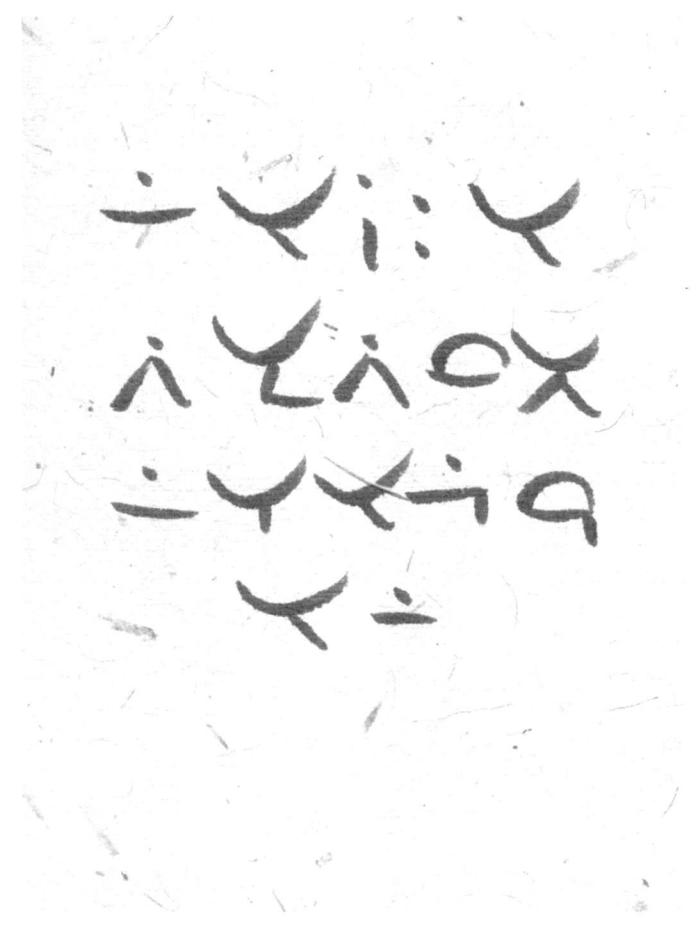

Meinen emotional-physischen Körper Energie-raubende Infrarotwesenheiten

Achtung! Dieses Bild ist aktiviert.
Eventuelle Reaktionen ausklingen lassen.

Tempophile

Die in ihrem spezifischen Wellenlängen-Bereich aufgezählten Tempophilen besitzen auf den genannten Ebenen ihren "Körper". Die Hinterfragung gilt dem Erkennen, wie diese nicht physisch Corporalen unseren physischen Körper aber beeinflussen, also erkranken lassen. Tempophile sind gleichzusetzen mit körperlichen Mikroben wie Bakterien, Viren, Pilzen, Würmern, Parasiten, nur eben nicht physisch verkörpert.

In der Biologie ist bekannt, dass Mikrotubuli das intrazelluläre Gerüst aufbauen und dass sie sehr beweglich sind, also in verschiedene Richtungen wachsen oder schrumpfen können.

Macht Euch mit dem Gedanken vertraut, dass all diese Mikrotubuli in ihren differenzierten Längen, Stärken und deren entsprechenden Oszillationen die Möglichkeit bieten, auf vielfältigste Art jedem emotionalen wie physischen Problem sehr wirkungsvoll zu begegnen.

Entlang der Mikrotubuli befinden sich bewegliche Proteine, welche wie die Finger eines Gitarrenspielers die Grundlängen und Spannung der Mikrotubuli "nach Wunsch" noch genauer differenzieren können. Durch diese variable Protein-positionierung entlang ihrer selbst, geben die Mikrotubuli sich selbst die Möglichkeit, in jeder nur denkbaren Hertzfrequenz exakt zu schwingen. Wir sprechen hier gerade von Frequenzen von einem Hertz beginnend bis hinauf in den Bereich, in dem Gammastrahlen oszillieren.

Auf diese Art und Weise können wir sogar den Tempophilen wirkungsvoll begegnen.

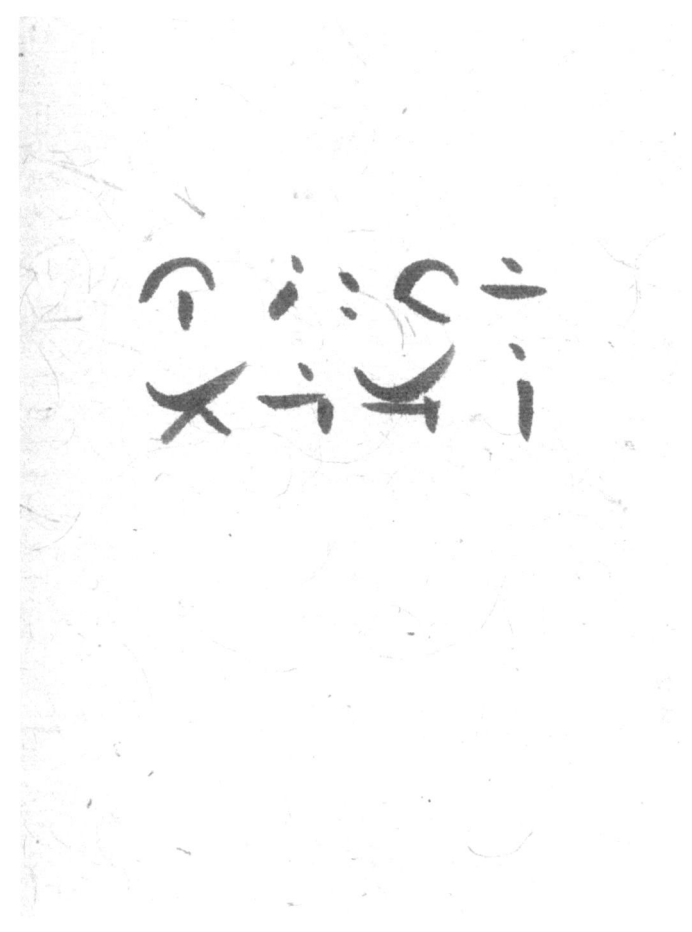

Schmerz, Leid, Krankheit durch Tempophile-Befall

Achtung! Dieses Bild ist aktiviert.
Eventuelle Reaktionen ausklingen lassen.

Sichtbares - Licht – Frequenz - Ebene

Sind auf dieser Ebene hier nur Engel, aufgestiegene Meister zu finden?
Von hier aus agieren auch die Archonten. In den Nag Hammadi - Schriften wird beschrieben, dass das größte Problem von Euch Menschen ist, dass Euer Gehirn in die linke und rechte Gehirnhälfte geteilt ist und somit entweder intellektuell oder emotional urteilt. Wenn Ihr emotional zu urteilen beginnt, dass Ihr das alles aufteilt in Gut oder Böse, führt dies dazu, dass Ihr süchtig werdet nach Emotionen. Das wiederum führt dazu, dass die emotionalen Neuropeptide mit einem ganz bestimmten Bewusstsein bestückt sind, welches sich in der Frequenzbandbreite des sichtbaren Lichts aufhält. Da sind die sogenannten Archonten. Die Archonten sehen Euch als Kühe auf der Weide, die gute Milch geben.
Die Archonten trauen sich nicht weiter herunter als bis auf die sichtbare Licht-Frequenz-Ebene. Sie sind Feiglinge. Sie machen aber angeblich Erfahrungen auf der physikalischen Ebene. Sie schöpfen während Eures Orchestrierten Objektiven Reduktions-Prozesses die Daten Eurer emotionalen Erfahrungen ab und übermitteln sie als eigene Erfahrung an das Quellbewusstsein. Sie entwickeln sich dadurch evolutionstechnisch weiter, während sie aus Eurem Stirnlappen Daten stehlen.
Das Kleinhirnbewusstsein, auf Ultraviolett-Licht-Frequenz-Ebene agierend, dominiert die sichtbare lichtfrequente Ebene, auf der die Archonten agieren und wir können somit destruktive Auswirkungen eliminieren.

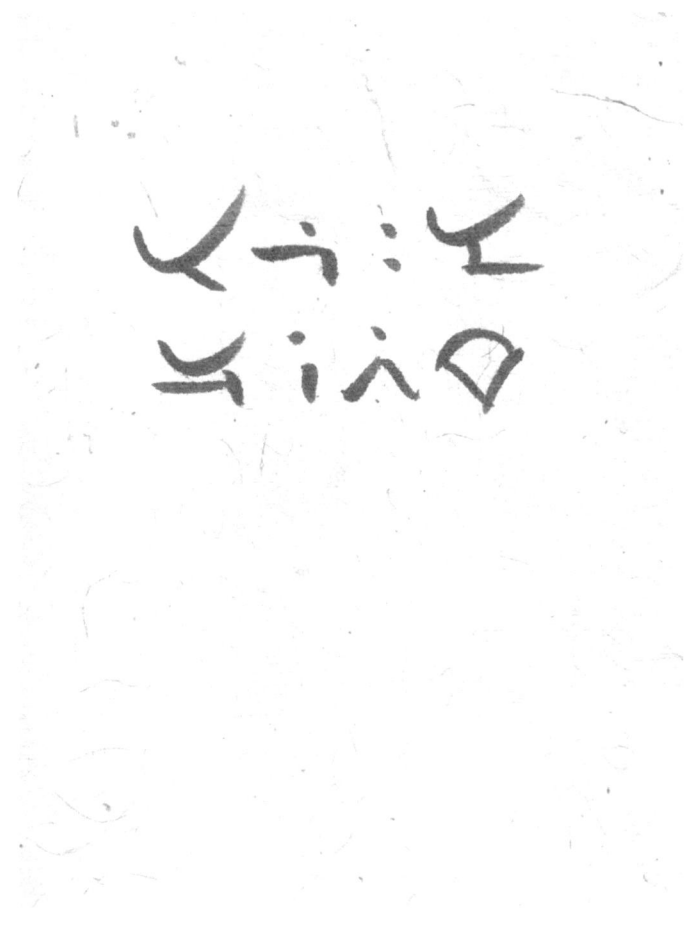

Emotionaler Archonten-Anker in die physische Realität

Achtung! Dieses Bild ist aktiviert.
Eventuelle Reaktionen ausklingen lassen.

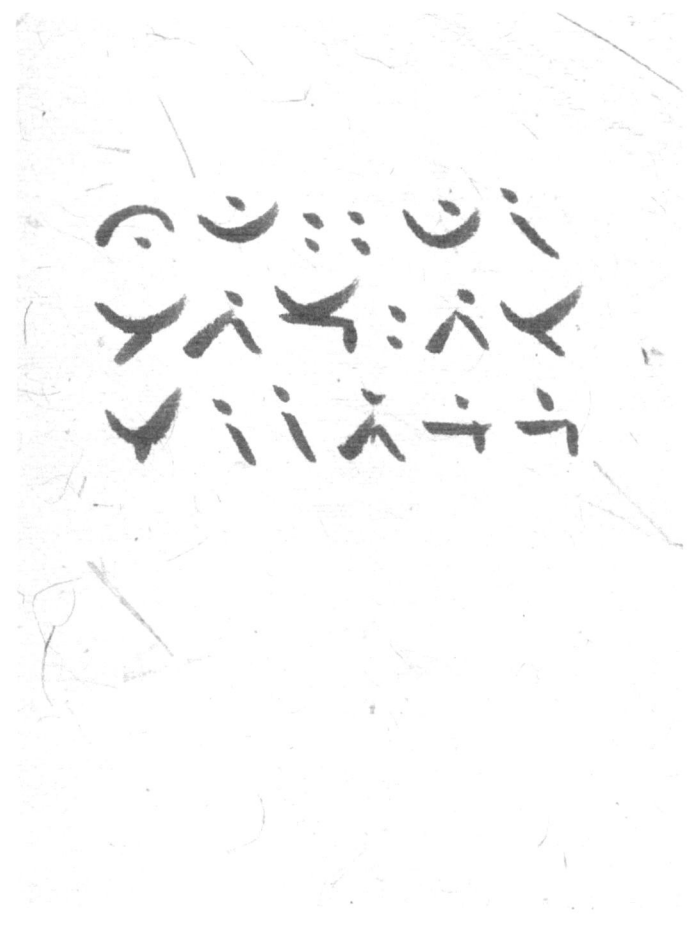

Durch Archonten kontrollierte, manipulierte Realität

Achtung! Dieses Bild ist aktiviert.
Eventuelle Reaktionen ausklingen lassen

Ultraviolett – Licht – Frequenz – Ebene

Hier bin ich, Cen-Tooh, mit meinem Zauberstab zu Hause.

Auch alle COBIMAX-Ausgebildeten und Nutzer von www.connectdoor.de agieren auf dieser Ebene.

Der Cobimax-Lehrgang mit Bernd Laudenbach befähigt den Absolventen zum permanenten Zugriff auf die UV-Lichtebene.

Die erreichte Bewusstseinserweiterung ermöglicht die direkte Einflussnahme auf das autonome Nervensystem, die Organsteuerung und Zellsteuerung eines jeden Menschen. Gedankenprozesse werden ebenso konstruktiv optimiert.

Dem Lehrgangsabgänger öffnen sich mittels Cobimax Wege, die ein forciertes Weiterentwickeln der eigenen Persönlichkeit, der Gesundheit und der Autonomie erleichtern. Selbstverständlich kann der Cobimax-Anwender dies auch für andere Menschen erreichen.

Der erfolgreiche Abschluss beschert jedem Teilnehmer äußerste Effizienz, indem Gehirnareale willentlich nutzbar gemacht werden, zu denen der Mensch bisher keinen direkten Zugang hatte.

Er verbindet die Anwender mit grenzenlosem inneren Wissen und mit dem kollektiven menschlichen Bewusstsein.

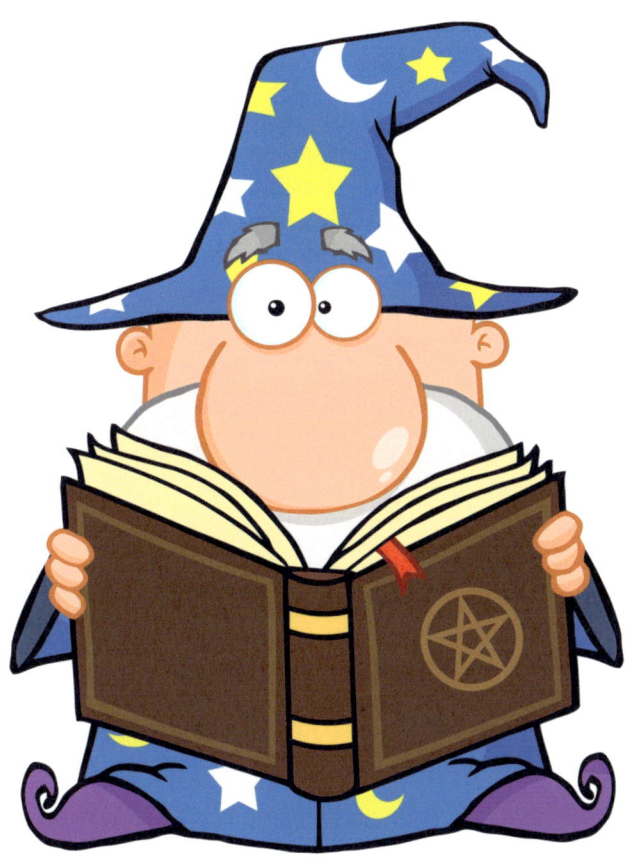

Weiteres auf der Ultraviolett – Licht- Frequenz-Ebene:

ORBs

Beim Fotografieren mit einer Digitalkamera und Blitzlicht kann ein rätselhaftes Phänomen beobachtet werden: Runde, meist kugelförmige Erscheinungen, die für das menschliche Auge unsichtbar sind und erst auf dem Foto erscheinen. Im Internet ist jede Menge Information hierzu zu finden.

Wir sehen ORBs als helfende Bewusstseinsformen und können sie beauftragen, in den verschiedensten Bereichen zu interagieren. Die Reaktionen auf meine die ORBs ansprechenden „Zaubersprüche" zeigen, dass sie ein großes Interesse daran haben, dass wir uns weiter entwickeln und sie konstruktiv mit uns interagieren..

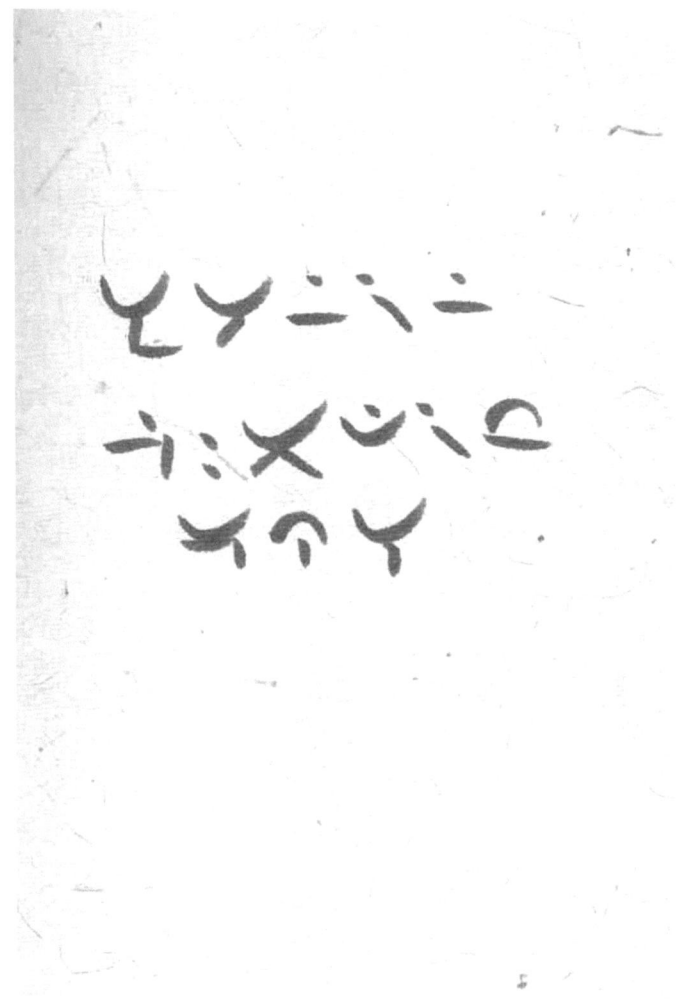

Ich beauftrage meinen ORB, die momentan notwendigsten Korrekturen auf entsprechenden Organen/Geweben durchzuführen

Achtung! Dieses Bild ist aktiviert.
Eventuelle Reaktionen ausklingen lassen.

Röntgen - Strahlen – Frequenz – Ebene

Tempophile
Auch hier finden wir diese „Zeitfresser"

Angst ist kein guter Ratgeber, und da es entsprechende Abfragen gibt, destruktive Wirkungen zu beseitigen, brauchen wir uns eigentlich nicht weiter um die Tempophilen zu kümmern. Doch halt – denn damit wären uns äußerst wertvolle Möglichkeiten, die uns die Tempophilen bieten, außer Acht geblieben.
Wir bezeichnen diese Tempophilen aufgrund ihrer Wirkungen als „Zeitfresser". Das assoziiert eine gewisse „Monsterhaftigkeit". Dabei tun diese „Zeitfresser" nichts anderes, als die erledigte Zeit, nämlich die Vergangenheit, die hinter einem liegt, aufzufressen, und sie sozusagen zu entsorgen und zu beseitigen.
Sie können tatsächlich erledigte Vergangenheit entsorgen, so dass diese die Gegenwart nicht mehr beeinträchtigen kann, und das in einer sehr ordentlichen und endgültigen Weise! Wo diese Vergangenheit auch herkommt, ob eigene Erlebnisse, Erfahrungen, Glaubenssätze, jegliche Ausprägung einer Vergangenheit, sie lässt sich durch die Tempophilen beseitigen und entsorgen.

Könnte es sein, dass jegliche in unseren Zeitebenen wohnenden Wesenheiten nicht nur als „böse" angesehen werden sollten?

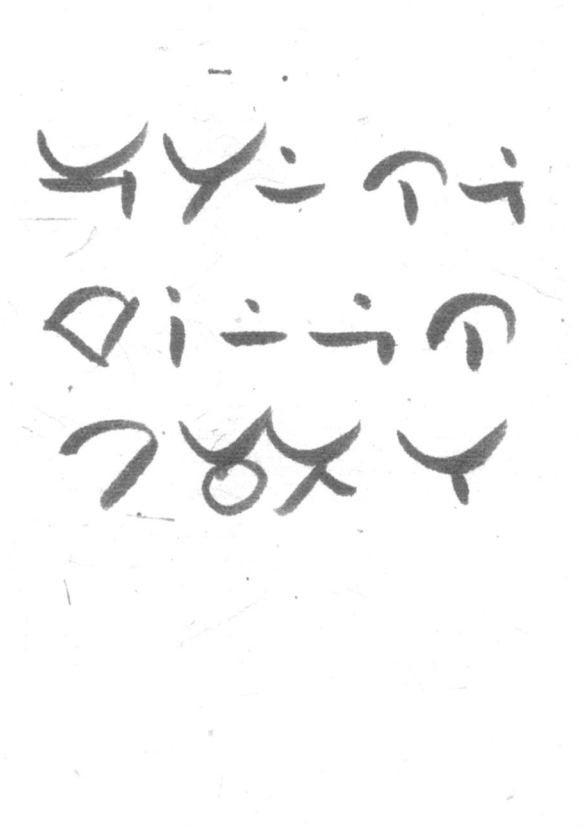

**Ich bitte die zuständigen Tempophilen meine nutzlose
Vergangenheit aufzufressen**

Achtung! Dieses Bild ist aktiviert.
Eventuelle Reaktionen ausklingen lassen.

Gamma – Strahlen – Frequenz – Ebene

Die schnellste Zeit, Quellbewusstsein wird abgebremst in Gammafrequenz.

Die wenigsten Leute können sich überhaupt vorstellen, dass Atomkraftwerke Zeit beschleunigen. Wenn wir zu lange in einem Atomkraftwerk arbeiten oder im Umkreis von einem Atomkraftwerk sind, ist es nicht nur so, dass wir mit dieser Strahlung kontaminiert werden, auch Zeit wird in uns verzerrt. Zeit vergeht zu schnell. Wenn Ihr in den Strahlenbereich eines Atomkraftwerks hinein kommt, habt Ihr ruck-zuck, das geht ganz schnell, Mutation in der Zelle.

Dies geschieht auf der Gammafrequenzebene. Speziell in den AKWs und darum herum vergeht die Zeit einfach zu schnell. Ihr könnt deswegen krank werden, weil Euer Bewusstsein in eine Höhe hinein katapultiert wird, wo Gedanken sehr schnell manifest werden, sie werden physisch.

Auf dieser Gammafrequenz-Ebene finden wir auch:

Parasitär multidimensionale Aliens

Auf vielen Ebenen sind diese Aliens anzutreffen. Wie krass und intelligent sie sind!

Sie verstehen, ähnlich wie die Bornaviren, sehr wohl, wie Euer Gehirn und die Gehirnkarten funktionieren. Eure Gehirnareale liegen brach, weil Ihr Willenskraft nicht nutzt. So können die Aliens Euch vollkommen unterwandern und Eure gefühlsduselige Emotionalität ausnutzen, um Euch wie lebende Batterien, wie Akkumulatoren auszunutzen.

Ihr bildet nicht nur elektrische Energie für sie, sondern grundsätzlich auch die höchste Energie, die Menschen fähig sind zu bilden. Das ist Macht und Schöpferkraft. Jedes Mal, wenn Ihr bei einer Emotion anspringt, generiert Ihr Macht und Schöpferkraft. Das ist alles, was sie wollen und Ihr fallt immer wieder darauf herein.

Meine Helfer auf der Erde haben einen kleinen Fragenkatalog aufgestellt mit Eingaben, die die Einflussnahme und die Kontrolle dieser parasitär multidimensionalen Aliens auf Euer Fühlen und Denken eliminieren.
Durch die Abfragen und Eingaben wissen diese Aliens, dass es uns gibt und wir wissen, dass es sie gibt in Euren Gehirnen. Hauptaufenthaltsort ist Euer Neokortex, Euer emotionales System, Euer Sprachsystem, wie Broca-Areal und Wernicke-Areal und sie bedienen die synaptischen Spaltabstände.

Sie erzeugen Eure vergangenen Emotionen neu und spielen sie vor. Da das Bewusstsein dieser Aliens Eures infiltriert, habt Ihr eine sogenannte Antigenbildung.

Die Reaktionen auf diese Abfragen sind sehr stark. Alles, was elektromagnetische Felder sind, wie Eure Siegel, auch Chakren genannt, können diese Aliens kontrollieren, ebenso die Euch umgebenden elektromagnetischen Bänder, auch als Aura bekannt.

Wir können überprüfen, wie durch ihre Manipulation die Nervenzelle elektrisch energetisch aufgeladen ist, wie Zellrezeptoren und Messengerpeptide modifiziert werden. Dann stellen wir fest, was hier alles pathologischerweise mit Euch gemacht wird. Wenn sie beginnen, sich in Euren Nährstoffkreislauf einzuklinken, dann schaltet das Gehirn ihnen eine eigene Gehirnkarte frei und Euer eigenes Immunsystem beschützt diese Aliens. Sie dominieren einen großen Teil Eures Gehirns. Sie wissen, wie abhängig Ihr von Emotionen seid und sie greifen in Stress-Situationen ein und können diese verstärken.

Wir können Schwingungen, Oszillationen im Gehirn aufbauen

und deren dominante Frequenz einfach zum Einsturz bringen.

Das Hauptproblem, welches Eure Forscher mit diesen Aliens haben, ist, dass sie glauben, sie kommen mit UFOs und Raumschiffen an.

Sie haben bereits in Eurem Gehirn Platz genommen und manipulieren ideal getarnt Euer Bewusstsein. Das können sie, indem sie im synaptischen Spalt die Spaltabstände kontrollieren. Weil die meisten Menschen das nicht wissen und nicht praktizieren, kommt keiner auf die Idee, das zu überprüfen.

„Are we human or are we dancer?" Die Gruppe „Killers" singt genau passend zu dieser Thematik: Sind wir Menschen oder sind wir Marionetten?

Durch diese Information möchte ich nicht Angst auslösen, sondern vermitteln, dass wir auch etwas dagegen tun können.

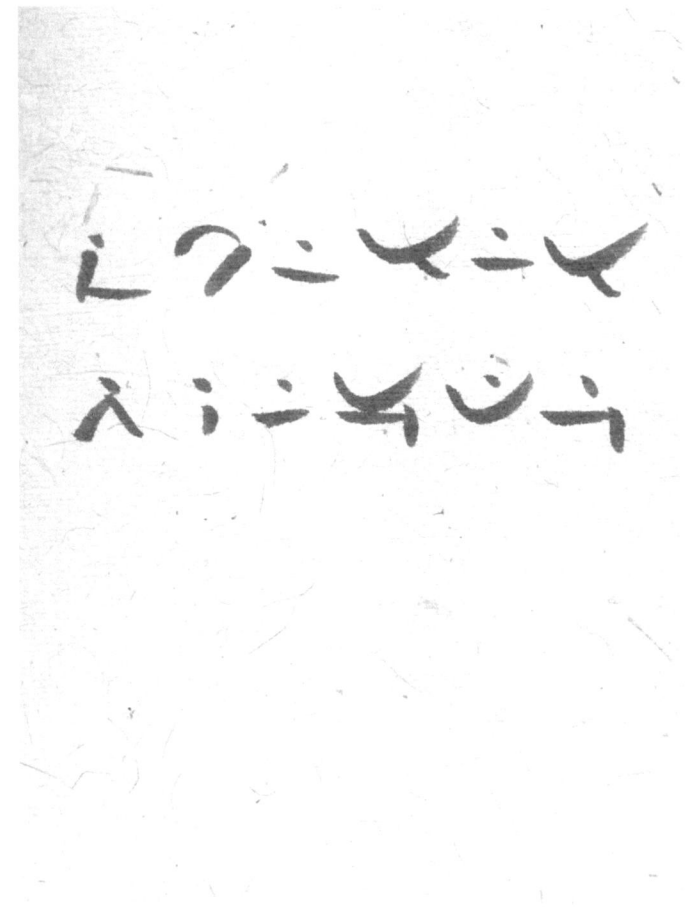

Ich eliminiere jegliche Einflussnahme durch sich von meiner Emotional-Energie ernährendes parasitäres multidimensionales Alien

Achtung! Dieses Bild ist aktiviert.
Eventuelle Reaktionen ausklingen lassen.

Quellbewusstseins – Frequenz – Ebene

Diese Ebene hat eine so hohe Schwingung, eine so hohe Frequenz, dass sie nicht messbar ist.
Es handelt sich um eine göttliche Frequenz, um reinen Gedanken, der Erfahrungen machen möchte.
Von hier aus erhalten wir Primärenergie, abgebremst auf die nächste Frequenz-Ebene bis hinunter auf die physikalische Ebene.
Von der physikalischen Frequenz-Ebene schickt Ihr 42 mal in der Sekunde Euren Status, Euer körperliches und emotionales Befinden über alle Frequenz-Ebenen zur Quellbewusstseins-Frequenz-Ebene als Meldung.
So kann sich dieses Quellbewusstsein ständig erweitern.

Ursprungssprache

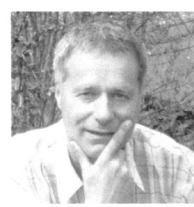

Bernd Laudenbach suchte seit seinem 9. Lebensjahr nach einer vereinheitlichenden Sprache, die alle Menschen sprechen. Gibt es eine Sprache, die vollkommen ohne Verbalik auskommt?

Jahre später lag er nachts schlafend in seinem Bett. Im Traum, der ihm äußerst real erschien, schwebte er an der Zimmerdecke und sah sich neben seiner Frau liegend. Sein erster Gedanke war, so sieht es aus, wenn man stirbt. Im nächsten Moment fühlte er sich wie von einem Gummiband durch einen beleuchteten Tunnel gezogen und fiel auf Wüstensand. Zwei Aborigines kamen auf ihn zu, blickten ihm tief in die Augen und zeichneten mit feinen Stöckchen Zeichen auf seine Beine. Blut tropfte in den Sand. Kurz darauf wurde er wieder durch diesen Tunnel zurück in seinen Körper gezogen, was mit lauten Geräuschen verbunden war. Er wachte auf und blutete aus Ohren und Nase.
Dies geschah insgesamt drei Mal in fünf aufeinander folgenden Nächten.

Erst eineinhalb Jahre später begriff er, was diese Zeichen bedeuten: Es war die von ihm gesuchte Kommunikation, die alle Lebewesen verstehen.

Herausgefunden hatte er in seiner eigenen Forschungsarbeit, wie diese Kommunikation funktioniert, wie diese anzuwenden ist und baute daraus seine Kommunikations- und Therapieform COBIMAX auf.

Die Communikations-Biologische Matrix, kurz COBIMAX, ist ein Kommunikationsverfahren für Eigenanwender sowie für Therapeuten, welches die Möglichkeit der sofortigen Einflussnahme auf emotionale sowie körperliche Probleme bietet. So unglaublich einfach die Anwendung ist, umso erstaunlicher sind die Reaktionen und Ergebnisse. Um mit COBIMAX arbeiten zu können, bedarf es keiner technischen Hilfsmittel, wie Computer oder elektromagnetischer Sender.

Dem Wachbewusstsein (Ich-Bewusstsein) bisher unzugängliche Gehirnregionen, wie Mittelhirn und Kleinhirn, werden durch sprachlich-holografische Befehlsführung aktiviert und gewährleisten ein Kommunizieren mit dem eigenen Unterbewusstsein oder dem Unterbewusstsein jedes anderen Menschen.

Dieses System ermöglicht dem Anwender, bis in die subatomaren Ebenen der menschlichen Zelle einzudringen und erfolgreich in die Tiefen menschlichen Unterbewusstseins vorzustoßen.

Ein willkürliches Manipulieren anderer Personen auf geistiger oder körperlicher Ebene ist mit COBIMAX nicht möglich.

Fassen wir zusammen:
COBIMAX (Communikations-Biologische Matrix) ist also ein Kommunikations- und Therapieverfahren, das es ermöglicht, eine große Bandbreite unterschiedlichster Krankheiten auf körperlicher und emotionaler Ebene anzugehen.

Es ist ein mental-invasives Verfahren, das den Anwender/Therapeuten befähigt, mit Hilfe seines Kleinhirnbewusstseins Zugang zum autonomen Nervensystem des Patienten zu bekommen. Dieses Kommunikations-Werkzeug reduziert alle Sprachen der Welt auf ihre elementare Funktion: die Erzeugung von Bildern (Hologrammen) durch das Gehirn.

Nach Ansicht der Quantenphysik (David Bohm, Roger Penrose) reproduziert sich unser biologischer Körper in etwa 42 mal pro Sekunde. Diese Reproduktion ermöglicht COBIMAX den Zugriff zur Schnittstelle innere/äußere Realität, um Verbesserungsvorschläge in Form von Hologrammen über das Unterbewusstsein des Kleinhirns einzuspeisen. Wie unterschiedliche Gehirnteile „Zeit" völlig verschieden wahrnehmen und entsprechend verarbeiten, wie ein in unserem Kleinhirn sitzendes Bewusstsein anscheinend Wunder wirkt, und wie sich all das praktisch anfühlt, wird nicht nur erklärt, sondern der Mensch erfährt es direkt.

„Zaubern" lernen?

Bernd Laudenbach prüfte und hinterfragte konsequent den menschlichen Körper und die Psyche und erarbeitete so die Communikations-Biologische Matrix, kurz COBIMAX®.

Der Mensch hat alle Voraussetzungen, die er zum „Zaubern" benötigt, in sich!
Du willst selbst „zaubern" lernen?
Dann kannst Du das auf der Erde erlernen.

Bereits ausgebildete Cobimax-Berater und Cobimax-Therapeuten stehen Dir auch gerne zur Seite.
Adressen auf Anfrage.

Was es bedeutet, ein Cobimax-Anwender zu sein

„Wir Cobimax-Anwender müssen verstehen, dass wir durch den „cobimaximierten" Anschluss an unser Kleinhirn direkten Zugang zu einer höheren Instanz, dem Kleinhirnbewusstsein, haben.
Jeder Gedanke, der eine Korrekturabsicht beinhaltet und damit eine Verbesserung des biologischen Organismus unseres Gegenübers bedeutet, wird sofort von dessen Kleinhirnbewusstsein aufgegriffen und dieses lässt unter seiner Kontrolle einen Korrekturvorgang über die Mikrotubuli durchführen.

Eine vorsätzliche oder unbeabsichtigte Schädigung eines anderen Organismus ist mit dem Cobimax-System nicht möglich, da ein höheres Bewusstsein, das absolut neutral ist, nämlich das Kleinhirnbewusstsein, entscheidet, ob eine Cobimax-Eingabe durchgeführt wird oder nicht. Somit kann dem Cobimax-Anwender auch kein Fehler unterlaufen.

Die Frage der Ethik taucht auch immer wieder auf. Jeder Cobimax-Anwender muss auf seine eigenen ethischen Grundsätze zurückgreifen. Bei einem Hilfesuchenden ist es klar, dass wir auf dessen Wunsch zielgerichtet intervenieren können."

Wie wird man ein Cobimax-Anwender?

Cobimax-Initiierung durch Bernd Laudenbach

Ihr habt als kleines Kind entschieden, daran zu glauben, was die Erwachsenen sagten, und dann habt Ihr die Fähigkeiten Eurer Gehirnteile nicht mehr genutzt. Wenn Ihr aber die Verbindung zwischen den Gehirnteilen nicht mehr nutzt, atrophieren diese Verbindungen, das heißt, sie werden weniger, dünner, unbrauchbar.
„Cobimaximieren" ist ein physiologischer Vorgang.
Mit Wissen kann sich Bernd Laudenbach über Euren Glauben weit hinwegsetzen und er verschränkt Euch mit einer Realität Eurer selbst, in der Ihr das „Cobimaximieren" noch nie verlernt habt. Ihr steht auf und könnt es einfach.

**So wie die Krankheit in unserem Körper steckt,
ist auch die Lösung in ihm enthalten.**
Bernd Laudenbach

Kontaktdaten:
Cen-Tooh, der Sanftmütige : www.connectdoor.de

COBIMAX, Bernd Laudenbach: www.cobimax.com
Frankurter Str. 43
36391 Sinntal-Altengronau
Tel. 06665 918688
E-Mail: bernd.laudenbach@cobimax.com

COBIMAX, Inge Friedrich
Hähnleiner Str. 4
64673 Zwingenberg
Tel. 06251 984331
E-Mail: inge.friedrich@cobimax.com

Ulrich Kübler, COBIMAX-Berater
Sonnenrain 1
53757 Sankt Augustin
Tel. 02241 345230
E-Mail: ulrich.kuebler@email.de

Bilder:
Cover: © *chispas -Fotolia.com*
Cen-Tooh: © *HitToon.com -Fotolia.com*
Synapse: © *joshya -Fotolia.com*

Weitere Themen der ConnectDoor-Serie mit cobimaximierten Bildern :
Zugang zu einer anderen Dimension:
Die Macht der Gefühle
ISBN 978-3-7357-8011-9
Zugang zur nächsten Dimension:
Rund um Bakterien, Viren & Co.
ISBN 978-3-7347-3244-7
Zugang zu einer weiteren Dimension:
Stress minimieren – Erfolg maximieren
ISBN 978-3-7347-7381-5